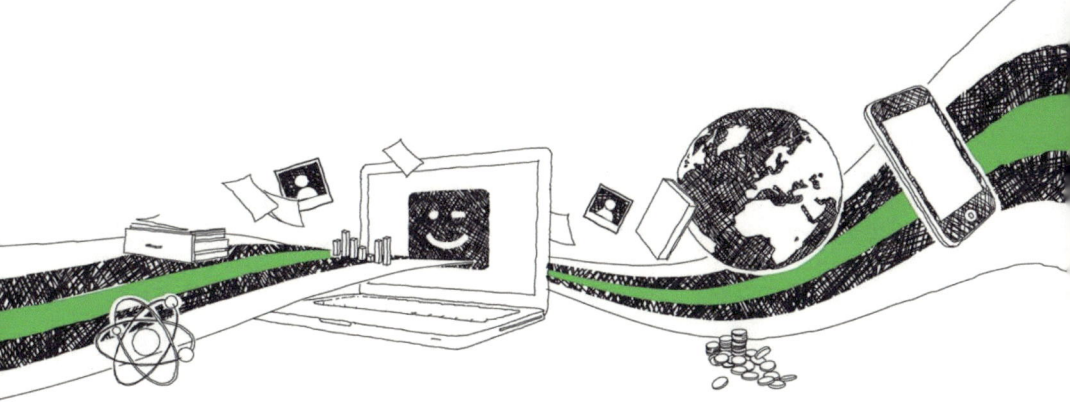
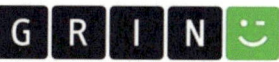

Christoph Osterheld

PEPP. Das neue Entgeltsystem in der Psychiatrie und Psychosomatik

Entgeltsystem, Entwicklungen und Konsequenzen aus Sicht psychiatrischer und psycho-somatischer Einrichtungen

GRIN Verlag

Bibliografische Information der Deutschen Nationalbibliothek:

Die Deutsche Bibliothek verzeichnet diese Publikation in der Deutschen National-
bibliografie; detaillierte bibliografische Daten sind im Internet über http://dnb.d-
nb.de/ abrufbar.

Impressum:

Copyright © 2013 GRIN Verlag GmbH
Druck und Bindung: Books on Demand GmbH, Norderstedt Germany
ISBN: 978-3-656-71312-8

Dieses Buch bei GRIN:

http://www.grin.com/de/e-book/277479/pepp-das-neue-entgeltsystem-in-der-
psychiatrie-und-psychosomatik

GRIN - Your knowledge has value

Der GRIN Verlag publiziert seit 1998 wissenschaftliche Arbeiten von Studenten, Hochschullehrern und anderen Akademikern als eBook und gedrucktes Buch. Die Verlagswebsite www.grin.com ist die ideale Plattform zur Veröffentlichung von Hausarbeiten, Abschlussarbeiten, wissenschaftlichen Aufsätzen, Dissertationen und Fachbüchern.

Besuchen Sie uns im Internet:

http://www.grin.com/

http://www.facebook.com/grincom

http://www.twitter.com/grin_com

PEPP - neues Entgeltsystem in der Psychiatrie und Psychosomatik

Das Entgeltsystem, Entwicklungen und Konsequenzen aus Sicht psychiatrischer und psychosomatischer Einrichtungen

Optieren: Ja oder Nein?

Seminararbeit zum Integrationsseminar

Vorname, Nachname:	Christoph Osterheld
Studiengang:	Gesundheitsmanagement
Kurs:	WGW11A
Abgabetermin:	31.12.2013

Inhaltsverzeichnis

Abkürzungsverzeichnis

BPflV	Bundespflegesatzverordnung
DKI	Deutsches Krankenhausinstitut e. V.
DRG	Diagnosis Related Groups
DVKC	Deutscher Verein für Krankenhaus-Controlling
INEK	Institut für das Entgeltsystem im Krankenhaus
KHG	Krankenhausfinanzierungsgesetz
PEPP	Pauschalierendes Entgeltsystem für psychiatrische und psychosomatische Einrichtungen
PEPPV 2013	Verordnung zum pauschalierenden Entgeltsystem für psychiatrische und psychosomatische Einrichtungen für das Jahr 2013
Psych-PV	Psychiatrie-Personalverordnung

Abbildungsverzeichnis

1 Zeitlicher Rahmen der Einführungsphase

Mit der Ablösung der tagesgleichen Pflegesätze durch ein „Pauschalierendes Entgeltsystem für psychiatrische und psychosomatische Einrichtungen" (PEPP), stehen diese Einrichtungen vor einem radikalen Umbruch, nicht ausschließlich im Bereich der Abrechnung mit den Leistungsträgern, sondern darüber hinaus auch in ihren bisherigen Kernprozessen und Strukturen. Der (Tages-)Erlös pro Fall ermittelt sich dann - vereinfacht ausgedrückt - aus einem Basisentgeltwert multipliziert mit einer patienten- und diagnosespezifischen Bewertungsrelation, die durch einen Grouper ermittelt wird (§ 1 Absatz 2 PEPPV 2013).

Abb. 1: Phasen der Einführung

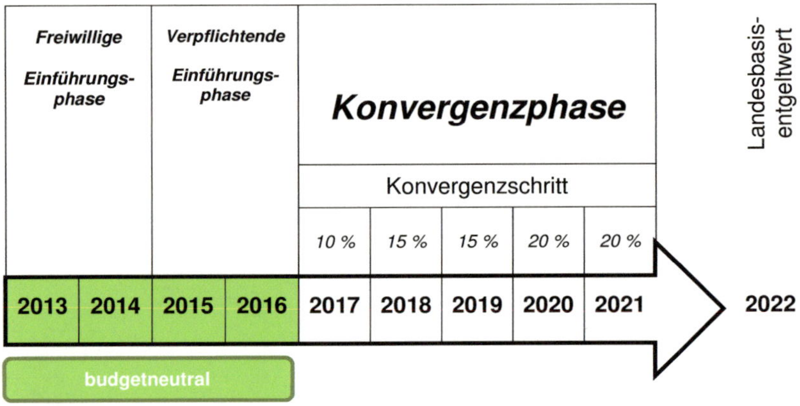

Quelle: Eigene Darstellung

Seit dem 1. Januar 2013 wird das PEPP über einen Zeitraum von neun Jahren eingeführt. Der Zeitraum von 2013 bis 2016 ist dabei budgetneutral gestaltet (§ 17d Absatz 4 Satz 4 KHG). Die ersten beiden Jahre der budgetneutralen Phase sind Optionsjahre, d. h. für diese Jahre können die Einrichtungen die Leistungsabrechnung nach dem neuen System auf freiwilliger Basis vornehmen (§ 17d Absatz 4 Satz 5 KHG, § 3 Absatz 1 Satz 3 f. BPflV). Ab dem Jahr 2015 ist die Einführung für alle Einrichtungen verbindlich (§ 17d Absatz 4 Satz 7 KHG). Der budgetneutralen Phase schließt sich ab 2017 eine fünfjährige Konvergenzphase an, in der die einrichtungsindividuellen Basisentgeltwerte schrittweise, bis zum 31.12.2021, an den jeweiligen Landesbasisentgeltwert angeglichen werden (§ 17d Absatz 4 Satz 8 f. KHG, § 4 Absatz 5 Satz 1 BPflV). Am Ende der Konvergenzphase steht - voraussichtlich zum 01.01.2022 - ein für alle Einrichtungen eines Bundeslandes einheitlicher Landesbasisentgeltwert.

2 Rahmenbedingungen während der Optionsphase

Jede Einrichtung hat in den Optionsjahren die Möglichkeit, freiwillig auf das neue System umzusteigen. Die Einrichtung hat dafür zum Zeitpunkt der Aufforderung zur Verhandlung durch die Leistungsträger diesen Wunsch schriftlich den Leistungsträgern mitzuteilen. Für die Leistungsträger ist die Annahme verpflichtend. Der Gesetzgeber hat während der Optionsphase Anreize für die Einrichtungen geschaffen. Die Hauptanreize finden sich in verbesserten Bedingungen beim Erlösausgleich wieder. Es handelt sich dabei um einen Ausgleichsmechanismus zur Absicherung der Leistungsträger und der Einrichtungen. Das prospektiv verhandelte Budget wird mit den Ist-Erlösen des Jahres verglichen. Die Konsequenz bei Unterschreitung des Budgets sind Nachzahlungen durch die Leistungsträger an die Einrichtungen (Mindererlösausgleich), bei Überschreitung des Budgets fallen Rückzahlungen von den Einrichtungen an die Leistungsträger an (Mehrerlösausgleich).

Verbesserte Mindererlösausgleiche

„Mindererlöse werden für die Jahre 2013 und 2014 zu 95 Prozent und ab dem Jahr 2015 zu 20 Prozent ausgeglichen" (§ 3 Absatz 5 Satz 1 BPflV).

In der Praxis bedeutet das für den Fall einer Unterschreitung des verhandelten Budgets, dass die Einrichtungen nur 5 Prozent des Differenzbetrags nicht von den Leistungsträgern erstattet bekommen. Das ist ein überschaubarer Anteil, im Vergleich zu 80 Prozent, die den Einrichtungen nach der Optionsphase bei Budgetunterschreitung fehlen würden.

Verbesserte Mehrerlösausgleiche

„Sonstige Mehrerlöse werden für die Jahre 2013 und 2014 zu 65 Prozent ausgeglichen, ab dem Jahr 2015 werden sonstige Mehrerlöse bis zur Höhe von 5
Prozent des veränderten Gesamtbetrags nach Absatz 2 Satz 5 zu 85 Prozent
und darüber hinaus zu 90 Prozent ausgeglichen." (§ 3 Absatz 5 Satz 1 BPflV).

Hier bedeutet das für den Fall einer Überschreitung des Budgets, dass die Einrichtungen 35 Prozent des Differenzbetrags einbehalten dürfen. Nach der Optionsphase sind es nur noch 10 bzw. 15 Prozent. Der Restbetrag ist den Leistungsträgern zurückzuerstatten.

Nachverhandlung Psych-PV Personalstellen

Ursprünglich sah der Regierungsentwurf vor, dass nur Optionshäuser die Möglichkeit zur Nachverhandlung von unbesetzten Psych-PV Personalstellen erhal-
ten sollen. Dies sollte als weiterer Anreiz zum Optieren dienen. Diese Nachver-
handlungsmöglichkeit wurde im Laufe des Gesetzgebungsverfahrens wieder auf
alle Krankenhäuser ausgeweitet[1], wodurch dieser Anreiz obsolet ist.

Entwicklungen

Aus dem Lager der psychiatrischen Fachverbände wird aktuell die Forderung
nach einer Verlängerung der Optionsphase um weitere zwei Jahre laut. In der
Stellungnahme: „Gemeinsamer Standpunkt zum neuen Entgeltsystem für Psychiatrie und Psychosomatik" befürchtet man, dass die zum 01.01.2015 erwartete
Systemreife nicht gegeben sein wird und zeigt sich darüber besorgt, dass die
psychiatrische Versorgung aufgrund eines noch unausgereiften Systems dauer-
haft negativ beeinträchtigt wird. Weitere zwei Jahre seien notwendig, um das
neue Vergütungssystem in Ruhe zu entwickeln.[2]

---

[1] Vgl. Mörsch, Michael; Rümmelin, Bernadette; Weid, Sabrina: Das Psych-Entgeltgesetz: Was
bringt es für die Krankenhäuser?, in: das Krankenhaus 7/2012, S. 676
[2] Vgl. Initiative der Verbände zum neuen Entgeltsystem (Hrsg.): Gemeinsamer Standpunkt zum
neuen Entgeltsystem für Psychiatrie und Psychosomatik, o. O. und o. J. in:
http://www.dgppn.de/en/publikationen/stellungnahmen/detailansicht/article/141/gemeinsamer-
1.html, Abruf: 30.11.2013

3 Aktueller Stand der Umsetzung

3.1 Aktueller Stand zur Anwendung des Optionsmodells

Der von den psychiatrischen Fachverbänden veröffentlichte „Gemeinsame Standpunkt zum neuen Entgeltsystem der Psychiatrie und Psychosomatik" ist nur ein Beispiel unter vielen, das zeigt, dass noch immer ein massiver Widerstand gegen das neue Vergütungssystem herrscht.[3]

Abb. 2: Erstmalige Anwendung in % (Studie 2012)

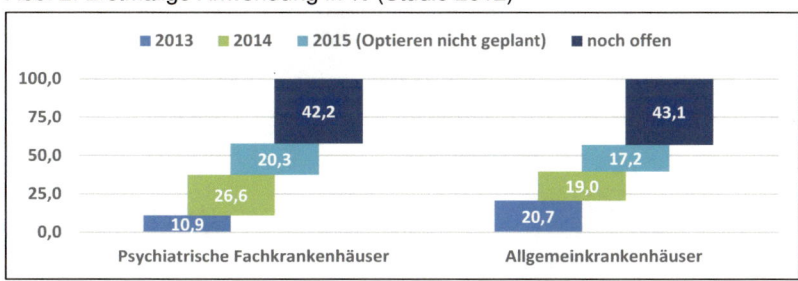

Quelle: Vgl. DKI (Psychiatrie Barometer, 2012) S. 5, modifiziert

Das DKI hat in seinem Informations- und Analysetool PSYCHiatrie Barometer 2012 die psychiatrische Versorgung in Deutschland untersucht. Es handelt sich um eine jährliche Repräsentativbefragung psychiatrischer und psychosomatischer Einrichtungen. Die Befragung wurde im September bis November 2012 durchgeführt. Beteiligt haben sich 126 Einrichtungen. In der Studie sollten die Einrichtungen angeben, wann sie zum Stand Herbst 2012 das neue Entgeltsystem erstmalig anwenden würden. Abbildung 2 zeigt die Ergebnisse, differenziert nach „Psychiatrischen Fachkrankenhäusern" und „Allgemeinkrankenhäusern".

39,7 % der Allgemeinkrankenhäuser und 37,5 % der psychiatrischen Fachkrankenhäuser gaben an, vor der verbindlichen Einführung zu optieren. Die Mehrheit

---

[3] Vgl. Initiative der Verbände zum neuen Entgeltsystem (Hrsg.): Gemeinsamer Standpunkt zum neuen Entgeltsystem für Psychiatrie und Psychosomatik, o. O. und o. J. in:
http://www.dgppn.de/en/publikationen/stellungnahmen/detailansicht/article/141/gemeinsamer-1.html, Abruf: 30.11.2013

der Allgemeinkrankenhäuser bereits im Jahr 2013, die Mehrheit der psychiatrischen Fachkrankenhäuser erst 2014. Lediglich 20,3 % (Psychiatrische Fachkrankenhäuser) bzw. 17,2 % (Allgemeinkrankenhäuser) wollen das Optionsmodell
nicht nutzen. Auffällig ist der mit über 40 % auf beiden Seiten größte Anteil, der
keine Entscheidung getroffen hatte. [4] Ein Grund dafür könnte in dem recht frühen
Zeitpunkt der Befragung und den damit verbundenen Unsicherheiten liegen.

Abb. 3: Erstmalige Anwendung in % (Studie 2013)

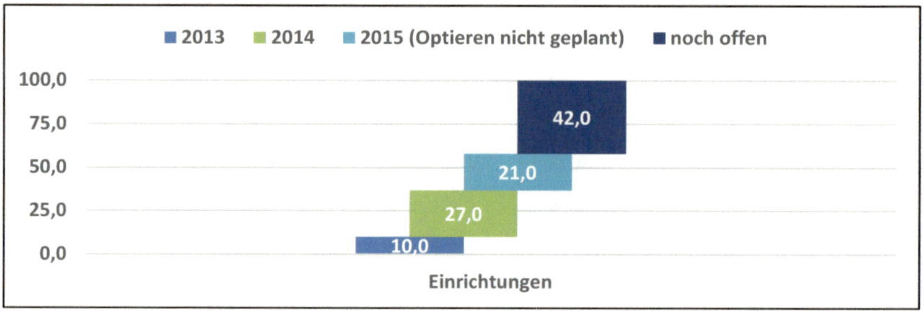

Quelle: Vgl. Crasselt, Nils; Heitmann, Christian; Maier, Björn (Controlling im
deutschen Krankenhaussektor, 2013) S. 25, modifiziert

Eine aktuellere Studie (Abb.3) bestätigt diese Tendenzen. In der Studie Controlling im deutschen Krankenhaussektor 2013 befragte der DVKC gemeinsam mit
dem Lehrstuhl für Controlling der Bergischen Universität Wuppertal und der Ma-
nagementberatung zeb/ Fachkrankenhäuser und Abteilungspsychiatrien nach
der Nutzung der Optionsphase. Die Grundgesamtheit lag mit N=50 deutlich unter
der der Studie PSYCHiatrie Barometer 2012. Hier gaben 37 % der Einrichtungen
an, dass sie planen zu optieren. Davon 10 % bereits in 2013, die Mehrheit
(27 %) erst in 2014. 21 % haben sich bereits dagegen entschieden und auch hier
ist die Mehrheit mit 42 % noch unentschlossen. [5] Diese Unentschlossenheit
könnte ein Zeichen von Unsicherheit aufgrund der massiven Kritik am PEPP sein.

---

[4] Vgl. DKI (Hrsg.): Psychiatrie Barometer Umfrage 2012, in: https://www.dki.de/sites/default/fi-
les/publikationen/psychiatrie_barometer_2012.pdf, Abruf: 05.11.2013, S. 4
[5] Vgl. Crasselt, Nils; Heitmann, Christian; Maier, Björn: Controlling im deutschen Krankenhaussektor, o. O. 2013, S. 24f.

3.2 Gründe für und gegen den vorzeitigen Umstieg

Bezogen auf den PSYCHiatrie Barometer 2012 sollten diejenigen Einrichtungen, welche angaben, das Optionsmodell nutzen zu wollen, die Gründe für ihre Entscheidung nennen (Abb.4).

Abb. 4: Gründe für das Optionsmodell in %

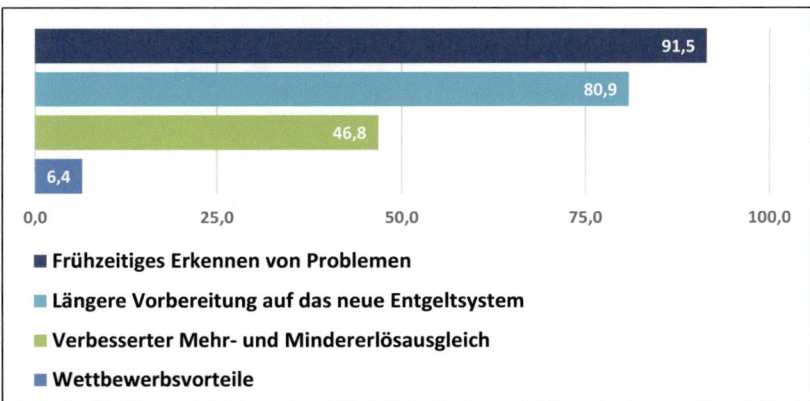

Quelle: Vgl. DKI (Psychiatrie Barometer, 2012) S. 6, modifiziert

Der mit knapp 92 % am häufigsten angegebene Grund war das frühzeitige Erkennen von Problemen. 80,9 % der befragten Einrichtungen wollen eine längere Vorbereitung auf das neue Entgeltsystem unter echten Anwendungsbedingungen. Die vom Gesetzgeber initiierten Anreize der verbesserten Erlösausgleiche waren für knapp die Hälfte der befragten Einrichtungen Grund zum Optieren. Etwaige Wettbewerbsvorteile (zum Beispiel in Form von Erfahrungen) spielten mit 6,4 % bei der Wahl des Optionsmodells kaum eine Rolle für die Einrichtungen.[6]

Analog zu den Optionshäusern sollten auch die Einrichtungen, die angaben, nicht zu optieren bzw. noch unschlüssig waren, die hierfür maßgeblichen Gründe nennen. (Abb.5)

---

[6] Vgl. DKI (Hrsg.): Psychiatrie Barometer Umfrage 2012, in: https://www.dki.de/sites/default/files/publikationen/psychiatrie_barometer_2012.pdf, Abruf: 05.11.2013, S. 6f.

Abb. 5: Gründe gegen das Optionsmodell in %

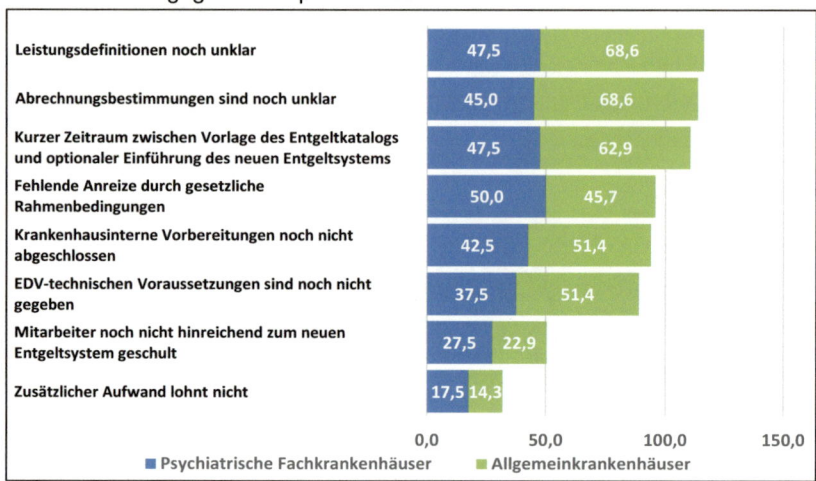

Quelle: Vgl. DKI (Psychiatrie Barometer, 2012) S. 8, modifiziert

Am häufigsten gaben die Einrichtungen an, dass die Leistungsdefinitionen und Abrechnungsbestimmungen noch unklar sind. An dritter Stelle gegen das Optionsmodell wurde der kurze Zeitraum zwischen Vorlage des Entgeltkatalogs und der optionalen Einführung genannt. Der Hälfte der Psychiatrischen Fachkrankenhäuser und 45,7 % der Allgemeinkrankenhäuser genügen die Anreize des Gesetzgebers nicht. Knapp über die Hälfte der Allgemeinkrankenhäuser waren aufgrund ihrer noch nicht abgeschlossenen internen Vorbereitungen und EDV-technischen Vorbereitungen noch nicht in der Lage zu optieren. Hier scheinen die Psychiatrischen Fachkrankenhäuser einen Vorsprung zu besitzen, denn sie nannten mit 42,5 % bzw. 37,5 % diese Gründe deutlich seltener als die Allgemeinkrankenhäuser. Dafür haben die Psychiatrischen Fachkrankenhäuser beim Schulen der Mitarbeiter mit knapp 28 % leichte Defizite gegenüber knapp 23 % bei den Allgemeinkrankenhäusern. Mit knapp 18 % bzw. 14 % war eine Minderheit der Meinung, dass sich der zusätzliche Aufwand nicht lohnt. Insgesamt wurden die Bedenken gegen das Optionsmodell häufiger seitens der Allgemeinkrankenhäuser - welche bereits Erfahrungen mit dem DRG-System im somatischen Bereich haben - angeführt als von den Psychiatrischen Fachkrankenhäusern.[7]

3.3 Realisierung positiver Effekte durch das Optieren

Festzuhalten ist, dass mit der Einführung des PEPP der Druck auf die Einrichtungen wächst, sich betriebswirtschaftlich zu organisieren. Die Konsequenz daraus ist, dass bisherige Abläufe und Strukturen auf Seiten der Einrichtungen neu durchdacht werden müssen. Dadurch werden alte und festgefahrene Strukturen aufgebrochen und optimiert. Zusätzlich werden auch positive „Sekundäreffekte" realisiert. Zum Beispiel durch effizientere Abläufe, als Folge von Prozessoptimierungen oder mehr Transparenz und demzufolge bessere Steuerungsmöglichkeiten durch einen (zwingenden) Aufbau bzw. Ausbau des betrieblichen Controllings. Folglich ergibt sich daraus auch ein (besserer) Überblick über das eigene Leistungsgeschehen und das anderer Einrichtungen. Eine wichtige Voraussetzung für das Benchmarking.[8]

Das PEPP-System basiert gemäß § 17d KHG auf Stichproben der Kosten- und Leistungsdaten deutscher Krankenhäuser.[9] Grundsätzlich steht es allen Einrichtungen frei, an dieser Kalkulation teilzunehmen, sofern die Anforderungen des INEK erfüllt sind. Eine freiwillige Teilnahme wäre mit Rückmeldungen zur eigenen Datenqualität verbunden und schafft Transparenz über die eigene Kosten- und Leistungssituation. Daraus könnten gegebenenfalls Weiterentwicklungspotentiale abgeleitet werden.[10] Ferner besteht durch die Teilnahme an der Kostenkalkulation die Möglichkeit, direkten Einfluss auf die Relativgewichte auszuüben und damit das neue Entgeltsystem mitzugestalten. Die Einrichtung erhält für die

---

[7] Vgl. DKI (Hrsg.): Psychiatrie Barometer Umfrage 2012, in: https://www.dki.de/sites/default/files/publikationen/psychiatrie_barometer_2012.pdf, Abruf: 05.11.2013, S. 7f.
[8] Vgl. Maier, Björn et al. (Psych-Entgeltsystem. Rahmenbedingungen, Umsetzungshilfen, Erfolgsfaktoren, 2013), S. 7
[9] Vgl. INEK (Hrsg.): Pauschaliertes Entgeltsystem Psychiatrie (§ 17d KHG), in: http://www.g-drg.de/cms/Kalkulation2/Pauschaliertes_Entgeltsystem_Psychiatrie_17d_KHG, Abruf 30.11.2013
[10] Vgl. Studenski, Frank; Berton, René; Birr, Mario C. (Neues Entgeltsystem in der Psychiatrie und Psychosomatik, 2013), S. 186

erfolgreiche Teilnahme an der Kalkulation eine pauschalierte Vergütung, welche sich aus einer jährlichen Grundvergütung (14.000 €) und einer variablen Vergütung in Abhängigkeit von Anzahl und Qualität der übermittelten Datensätze zusammensetzt.[11] Demnach sind Lerneffekte realisierbar, welche gleichzeitig (teilweise) direkt refinanziert werden.

3.4 Eindämmung negativer Effekte durch das Optieren

Die Umstellung auf ein neues System kostet Geld, dem zunächst keine Erlöse gegenüberstehen. Hierunter fallen zum Beispiel hohe Investitionen in die IT-Infrastruktur[12], der Ausbau des Controllings[13], Schaffung neuer Stellen (zum Beispiel Kodierfachkräfte) und Schulungen des Personals. Außerdem wird eine Vielzahl an Ressourcen durch den Umstellungsprozess gebunden, welche an anderen Stellen fehlen und ersetzt werden müssen. Ferner findet ein Mindererlösausgleich erst im Folgejahr statt. Es ist zu berücksichtigen, dass in diesem Fall zukünftig zwischenfinanziert werden muss.[14] Also ist es zwingend erforderlich, zu klären, ob genügend Rücklagen hierfür vorhanden sind und wie die Finanzierung im Allgemeinen bewältigt werden soll.

Weiterhin darf die Mitarbeiterakzeptanz nicht aus den Augen verloren werden. Das beste Konzept für ein erfolgreiches Optieren leistet keinen Mehrwert, wenn in der Einrichtung selbst keine Akzeptanz für diese Maßnahme besteht. Deshalb müssen die Mitarbeiter frühzeitig in den Change-Prozess eingebunden werden.

---

[11] Vgl. INEK (Hrsg.): Kalkulationsvereinbarung, in: http://www.g-drg.de/cms/content/download/4079/33093/version/1/file/Kalkulationsvereinbarung_Weiterentwicklung_Entgeltsystem.pdf, Abruf 01.12.2013
[12] Vgl. Maier, Björn et al. (Psych-Entgeltsystem. Rahmenbedingungen, Umsetzungshilfen, Erfolgsfaktoren, 2013), S. 57
[13] Vgl. Maier, Björn et al. (Psych-Entgeltsystem. Rahmenbedingungen, Umsetzungshilfen, Erfolgsfaktoren, 2013), S. 63
[14] Vgl. Maier, Björn et al. (Psych-Entgeltsystem. Rahmenbedingungen, Umsetzungshilfen, Erfolgsfaktoren, 2013), S. 61

4. Kritische Auseinandersetzung

Obwohl sich das neue Entgeltsystem schon seit einem Jahr im (freiwilligen) Einsatz befindet, ist die Ablehnung und Unsicherheit gegenüber PEPP noch immer groß und erst wenige Einrichtungen haben sich zum Optieren entschieden. Nur 3 % leitender Ärzte beurteilen den PEPP-Katalog als insgesamt positiv, 87 % bewerten ihn negativ.[15] Es bestehen nach wie vor einige Problemfelder (zum Beispiel hinsichtlich einer befürchteten Verschlechterung der Versorgungsqualität durch Verweildauerverkürzungen oder Personalabbau)[16], dem ist aber entgegenzuhalten, dass das PEPP als „lernendes System" ausgelegt ist und sich stetig weiterentwickeln und verbessern wird. Aus politischen oder solidarischen Gründen sich dem PEPP zu verschließen und an dem alten Auslaufmodell festzuhalten, wäre falsch. Die Entscheidung ist getroffen und es gilt jetzt vielmehr für die Einrichtungen in die Zukunft zu schauen und sich zu fragen, wie man sich dem neuen System annehmen kann und welcher positive Nutzen daraus zu ziehen ist. Eine große Chance besteht darin, die Optionsphase zu nutzen. Durch eine proaktive Haltung gegenüber dem neuen Entgeltsystem können Chancen genutzt und Risiken minimiert werden. Insbesondere wenn die Einrichtungen sich frühzeitig mit den zahlreichen auf sie zukommenden Fragestellungen befassen, können sie ihr Know-how verbessern.[17] Sofern man als Einrichtung strukturell gerüstet ist, über eine solide Datenlage verfügt und daraus verlässliche Kalkulationen und Simulationen generieren und standfeste Prognosen ableiten kann, entsprechende Risikoanalysen durchgeführt hat und mit einem positivem Ergebnis rechnen kann und es darüber hinaus noch gelingt mit den Leistungträgern ein solides Budget und einen realistischen Basisentgeltwert zu verhandeln, sollte man die Chance ergreifen und optieren. Einrichtungen, die diese Voraussetzungen allerdings nicht mitbringen, sollten vorerst Abstand von der Optionsphase

---

[15] Vgl. Ärztezeitung (Hrsg.): Ärzte lehnen Entgeltkatalog ab, in: http://www.aerztezeitung.de/politik_gesellschaft/berufspolitik/article/836904/psychiatrie-aerzte-lehnen-entgeltkatalog-ab.html, Abruf: 10.11.2013

[16] Vgl. Kunze, Heinrich; Schepker, Renate; Heinz, Andreas: PAUSCHALIERENDE ENTGELTE FÜR PSYCHIATRIE UND PSYCHOSOMATIK: Wohin kann der Weg gehen? in: Deutsches Ärzteblatt 2013 Heft 27-28, S.1366f.

[17] Vgl. Maier, Björn et al. (Psych-Entgeltsystem. Rahmenbedingungen, Umsetzungshilfen, Erfolgsfaktoren, 2013), S. 37

nehmen und nachbessern bzw. sich auf die verpflichtende Einführungsphase vorbereiten.

5. Auswirkung des neuen Entgeltsystems auf die Einrichtungen

Fast ausnahmslos alle Einrichtungen teilen die Erwartung, dass das PEPP zu mehr Bürokratie führen wird. Darüber hinaus verspricht sich aber die Mehrheit der Einrichtungen von dem neuen Entgeltsystem eine verbesserte Leistungs- und Kostentransparenz.[18] Gleichzeitig zeigt eine Stichprobe, dass 75 % der Einrichtungen mit einer Erlösverschlechterung gegenüber dem Pflegesatzsystem rechnen.[19] Hieraus lässt sich ableiten, dass der wirtschaftliche Druck auf die Einrichtungen zunehmen wird. Inwiefern dies Auswirkungen auf die Patienten haben wird, muss sich zeigen. Im PSYCHiatrie Barometer 2012 rechnen fast zwei Drittel der Einrichtungen mit einem Rückgang der Verweildauer.[20] Ähnliche Tendenzen waren auch nach der Einführung der DRGs im somatischen Bereich zu verzeichnen.[21] Prinzipiell wäre das eine positive Entwicklung, wobei hier anzumerken ist, dass sich somatische Erkrankungen nur bedingt mit psychischen oder psychosomatischen Erkrankungen vergleichen lassen. Insbesondere bei chronisch psychisch Kranken ist zu befürchten, dass sich der Drehtüreffekt (häufiger Wechsel zwischen Aufnahme und Wiederentlassung) bei Verweildauerverkürzungen verstärken wird. Ein Lösungsansatz ist der Ausbau der integrierten Versorgung. Dadurch wird der ambulante Sektor für die Einrichtungen an Bedeutung gewinnen und es werden sich neue Geschäftsfelder ergeben, wenn es darum geht, den Drehtüreffekt zu entschärfen, Langzeitpatienten zu enthospitalisieren und die psychiatrische Versorgung insgesamt zu verbessern.

---

[18] Vgl. DKI (Hrsg.): Psychiatrie Barometer Umfrage 2012, in: https://www.dki.de/sites/default/files/publikationen/psychiatrie_barometer_2012.pdf, Abruf: 05.11.2013, S. 10f.
[19] Vgl. Crasselt, Nils; Heitmann, Christian; Maier, Björn: Controlling im deutschen Krankenhaussektor, o. O. 2013, S. 25
[20] Vgl. DKI (Hrsg.): Psychiatrie Barometer Umfrage 2012, in: https://www.dki.de/sites/default/files/publikationen/psychiatrie_barometer_2012.pdf, Abruf: 05.11.2013, S. 9
[21] Statistisches Bundesamt Deutschland (Hrsg.): Durchschnittliche Verweildauer in deutschen Krankenhäusern in den Jahren 1992 bis 2012 (in Tagen), in: http://de.statista.com/statistik/daten/studie/2604/umfrage/durchschnittliche-verweildauer-im-krankenhaus-seit-1992/, Abruf: 21.12.2013

Literaturverzeichnis

Ärztezeitung (Hrsg.): Ärzte lehnen Entgeltkatalog ab, in: http://www.aerztezei tung.de/politik_gesellschaft/berufspolitik/article/836904/psychiatrie-aerzte-lehnen-entgeltkatalog-ab.html, Abruf: 10.11.2013

Crasselt, Nils; Heitmann, Christian; Maier, Björn: Controlling im deutschen Krankenhaussektor, o. O. 2013

DKI (Hrsg.): Psychiatrie Barometer Umfrage 2012, in: https://www.dki.de/sites/default/files/publikationen/psychiatrie_barometer_2012.pdf, Abruf: 05.11.2013

INEK (Hrsg.): Kalkulationsvereinbarung, in: http://www.g-drg.de/cms/con tent/download/4079/33093/version/1/file/Kalkulationsvereinbarung_Wei terentwicklung_Entgeltsystem.pdf, Abruf 01.12.2013

INEK (Hrsg.): Pauschaliertes Entgeltsystem Psychiatrie (§ 17d KHG), in: http://www.g-drg.de/cms/Kalkulation2/Pauschaliertes_Entgeltsystem_Psy chiatrie_17d_KHG, Abruf 30.11.2013

Initiative der Verbände zum neuen Entgeltsystem (Hrsg.): Gemeinsamer Stand-punkt zum neuen Entgeltsystem für Psychiatrie und Psychosomatik, o. O. und o. J. in: http://www.dgppn.de/en/publikationen/stellungnahmen/detailan sicht/article/141/gemeinsamer-1.html, Abruf: 30.11.2013

Kunze, Heinrich; Schepker, Renate; Heinz, Andreas: PAUSCHALIERENDE ENTGELTE FÜR PSYCHIATRIE UND PSYCHOSOMATIK: Wohin kann der Weg gehen? in: Deutsches Ärzteblatt 2013 Heft 27-28

Maier, Björn et al.: Psych-Entgeltsystem. Rahmenbedingungen, Umsetzungshil-fen, Erfolgsfaktoren, Heidelberg 2013

Mörsch, Michael; Rümmelin, Bernadette; Weid, Sabrina: Das Psych-Entgeltge-setz: Was bringt es für die Krankenhäuser?, in: das Krankenhaus 7/2012

Statistisches Bundesamt Deutschland (Hrsg.): Durchschnittliche Verweildauer in deutschen Krankenhäusern in den Jahren 1992 bis 2012 (in Tagen), in: http://de.statista.com/statistik/daten/studie/2604/umfrage/durchschnittliche -verweildauer-im-krankenhaus-seit-1992/, Abruf: 21.12.2013

Studenski, Frank; Berton, René; Birr, Mario C.: Neues Entgeltsystem in der Psychiatrie und Psychosomatik. Daten, Analysen und Ausblicke, Wiesbaden 2013

Verzeichnis der Gesetze

Verordnung pauschalierende Entgelte Psychiatrie und Psychosomatik 2013 vom 19. November 2012 (BGBl. I S. 2303)

Krankenhausfinanzierungsgesetz in der Fassung der Bekanntmachung vom 10. April 1991 (BGBl. I S. 886), das zuletzt durch Artikel 5c des Gesetzes vom 15. Juli 2013 (BGBl. I S. 2423) geändert worden ist

Bundespflegesatzverordnung vom 26. September 1994 (BGBl. I S. 2750), die durch Artikel 5b des Gesetzes vom 15. Juli 2013 (BGBl. I S. 2423) geän-dert worden ist